Gremilly

Td[57]
107

Td 57/107

DE LA

FRAYEUR CHOLÉRIQUE,

OU

CARACTÈRE PHYSIOLOGIQUE DU CHOLÉRA,

ET

TRAITEMENT POSITIF DE CETTE MALADIE.

PAR M. GREMILLY,
Docteur en Médecine de la Faculté de Paris.

*Sachez vous soustraire à l'action de la frayeur
et vous n'aurez jamais le choléra.*

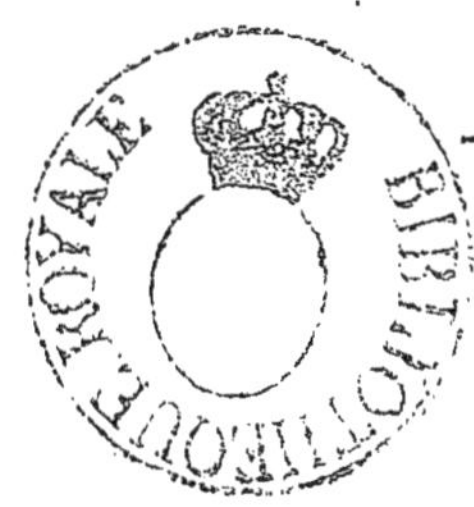

A PARIS,

CHEZ J. B. BAILLIÈRE,

LIBRAIRE DE L'ACADÉMIE ROYALE DE MÉDECINE,
Rue de l'École-de-Médecine, n. 13 bis.

A LONDRES, MÊME MAISON, 219, REGENT STREET.

1832.

DE LA

FRAYEUR CHOLÉRIQUE,

OU

CARACTÈRE PHYSIOLOGIQUE DU CHOLÉRA.

Lorsque le choléra épidémique paraissait borner ses ravages dans l'Inde, je n'avais eu occasion de voir, dans nos hôpitaux de Paris, que des choléras sporadiques, et cela, en 1814, 1815 et 1816. Plus tard, lorsque je me livrai à la pratique médicale, étant pénétré des principes de la médecine physiologique, au lieu de rencontrer des choléras sporadiques, je ne vis plus que des gastro-entérites chroniques sur-excitées. Une pratique généralement heureuse basée sur ces principes, me fit croire que j'étais dans la bonne voie, et que le choléra-morbus n'était qu'une entité.

Tout-à-coup on ne parla plus que de l'irruption de ce fléau en Europe. Pour ne point rester en arrière de la science, je me mis au courant des différents ouvrages qui traitaient de cette maladie ; et pendant huit à dix mois, je cherchai à rassembler ce qui me paraissait le plus exact dans ces nombreux écrits, espérant arriver à une théorie rationnelle. Point du tout : je m'aperçus bientôt qu'au lieu de certitude, je n'avais plus que des doutes : tel fut le résultat de la lecture de plusieurs ouvrages écrits par des hommes d'un mérite égal, et dont les principes se trouvaient en contradiction.

Pour sortir d'embarras, je pris la résolution de n'adopter aucune théorie d'avance, et de me conduire en raison des symptômes prédominants, en les rapprochant de symptômes semblables, observés antérieurement, pour leur appliquer le traitement qui me paraîtrait le plus en rapport avec celui déjà heureusement employé dans des circonstances à peu près pareilles, ou bien en raison des lésions organiques appréciables.

J'étais dans ces dispositions, lorsque la population parisienne fut atteinte par ce fléau dévastateur. Fidèle au plan que je m'étais formé, je notai avec exactitude tout ce que je rencontrai : je peux aujourd'hui en offrir le tableau.

Dès l'origine de la maladie, je pensai qu'il serait avantageux pour la science et l'humanité, que chacun de nous recueillît, avec soin, ce qu'il observerait, afin d'en rendre compte lorsque les malades nous laisseraient quelques moments de libres, pensant que de l'ensemble de ces observations, on arriverait à des faits positifs.

Quant à moi, voici le sujet de mes observations et le détail de ce que j'ai vu et fait. Dès les premiers jours de l'épidémie, je vis des malades en assez grand nombre dans nos hôpitaux.

M'étant aperçu que les mêmes causes et les mêmes symptômes se rencontraient fréquemment chez la plupart des cholériques, pour faciliter les recherches que je désirais faire, je dressai un tableau portant en tête :

1° Les causes ; 2° les périodes ; 3° les symptômes ; 4° les phénomènes vitaux ; 5° le traitement ; 6° le rapprochement avec des maladies, dont le caractère est connu ; 7° les guérisons et morts ; 8° les particularités et les observations cadavériques.

Une fois ce tableau fait, il ne me restait qu'un chiffre à ajouter dans les colonnes dressées à l'avance, pour représenter l'histoire du malade que j'avais à traiter.

Au bout de sept à huit jours de l'existence de l'épidémie, et de l'observation recueillie sur dix à douze malades entièrement soumis à mes soins, je rencontrai un individu qui, mettant de côté toute espèce d'amour-propre, me décrivit tout ce qu'il éprouvait.

Cet homme avait eu une entérite de laquelle il était entièrement guéri depuis trois semaines, lorsqu'un matin après avoir lu son journal, il éprouva quelques coliques. Il ne crut pouvoir assigner à ses douleurs d'autres causes que l'impression qu'il avait ressentie en lisant l'article choléra. Bientôt après, les coliques furent suivies de dévoiement et de vomissements. — M'étant rendu auprès de lui deux heures après qu'il eut éprouvé la première émotion d'inquiétude, je lui trouvai la face fortement altérée, la peau recouverte d'une sueur froide, le pouls déprimé et plus accéléré que dans l'état naturel, la respiration un peu gênée et des crampes; le creux de l'estomac n'était point douloureux, mais les battements des artères aorte et céliaque s'y faisaient sentir par intervalle avec violence. Je fus surpris de rencontrer ce phénomène, sans trop savoir à quoi le rattacher : le malade vint à mon secours, en me racontant qu'à son insu et contre sa volonté, l'idée des dangers du choléra était toujours présente à son imagination, et qu'à travers toutes ses impressions, il sentait un froid lui parcourir les membres et le dos; qu'à ce froid se joignait une agitation générale de toutes les parties du corps, accompagnée de palpitations souvent suivies de coliques auxquelles succédaient des déjections de matières claires comme de l'eau; il m'assura que depuis deux heures il avait éprouvé ces évacuations au moins vingt fois, et toujours précédées du même désordre.

Ce récit piqua mon attention. Il était évident pour moi que cet homme était en proie aux symptômes habituellement rencontrés dans le choléra; mais de la manière dont il m'en présentait les causes, je n'y voyais que la suite de plusieurs accès de frayeur, apportant d'abord l'ébranlement général du système nerveux, puis le trouble de la circulation, et ensuite le désordre de toutes les autres fonctions. Je me souvins aussi d'une dame à laquelle je donne habituellement des soins, et qui n'avait pas encore pu lire l'article *choléra* sans éprouver, à chaque fois, des coliques et deux à trois garde-robes liquides; ce rapprochement fut pour moi un trait de lumière qui m'engagea à examiner le tableau sur lequel étaient notées mes observations.

Je ne fus pas peu surpris de voir que tous les malades que j'avais soignés jusqu'alors avaient aussi éprouvé les mêmes causes et les mêmes symptômes que la personne que je venais de voir; d'où j'ai pu conclure que si ces symptômes étaient propres au choléra, ils ne l'étaient pas moins aux accès de frayeur souvent répétés.

A dater de ce moment, je portai plus d'attention sur cette particularité, que je retrouvai chez tous les cholériques; je me demandai si le choléra, au lieu de tenir à la lésion de nos organes, n'était pas plutôt le résultat de l'action anormale de quelque fonction? tel était effectivement l'état de chaque cholérique, auquel je donnai des soins; d'abord, de l'inquiétude occasionée par les dangers du choléra, puis, des accès de frayeur primitivement passagers, mais devenant bientôt continus.

C'est évidemment à cet état moral que nous devons le désordre de l'innervation et de la circulation, *ce que je considère comme symptômes caractéristiques du choléra.* Outre que le trouble de l'innervation fait éprouver une agitation générale de toutes les parties du corps, la circulation, également troublée, vient aussi aggraver l'état du malade. Aux battements violents et précipités du cœur succèdent naturellement l'afflux des fluides circulatoires vers le cerveau, le poumon, les voies digestives, et enfin vers nos principaux organes ; d'où naît cette série de symptômes, tels que la pesanteur de tête, une espèce de serrement des régions temporales, les vertiges, les tournoiements et l'injection des yeux, etc. ; pour la poitrine, un état de constriction de sa base, avec le sentiment d'un poids qui empêche les mouvements d'inspiration ; les étouffements et l'altération de la voix, etc.

Pour les voies digestives, une supersécrétion des plus abondantes dépouillant le sang de sa partie séro-albumineuse (1), d'où on voit résulter l'injection bleue des vaisseaux capillaires et un amaigrissement rapide. Je dirais presque aussi les crampes, qui m'ont paru être le résultat d'une supersécrétion forcée, comme celles qu'on remarque souvent après l'administration d'une trop forte dose d'émétique.

Après avoir reconnu que l'état maladif, dit choléra, avait pour caractère physiologique le trouble de l'innervation et de la circulation, le traitement devait être dirigé essentiellement sur ces deux fonctions. Pour en rendre l'application plus facile, je vais tâcher de tracer les principaux traits caractéristiques de cette affection, ainsi que son traitement.

---

(1) Analyse faite par M. Chevallier, chimiste.

La perturbation apportée dans l'ordre habituel de nos fonctions par la frayeur cholérique, présente, comme toutes les maladies, des causes prédisposantes et des causes déterminantes, ainsi que différentes périodes.

Au nombre des premières causes, on rencontre souvent une légère irritation gastro-intestinale régnant épidémiquement, des douleurs d'entrailles, un malaise quelconque; les secondes consistent toujours dans l'entretien des dangers du choléra, dans la perte d'un parent ou d'un voisin, causée par cette maladie, etc.

Il est à remarquer que les symptômes se lient et se multiplient en raison de la durée des différentes périodes. Ainsi, dans la première, on n'y trouve que le désordre *passager* de l'innervation (1) et de la circulation auquel viennent se joindre des vomissements, des coliques, du dévoiement (ce symptôme n'existe pas toujours), et quelquefois des crampes.

Dans la deuxième période, le désordre précédent est devenu continu, les matières rejetées par les vomissements et le dévoiement ne sont

(1) J'appelle ainsi cet ébranlement général du système nerveux, caractérisé par l'agitation, le tremblement des membres, un sentiment de froid parcourant les différentes parties du corps, les crampes, l'anxiété, les bâillements, la défaillance, et même la syncope; comme j'appelle désordre de la circulation les battements violents et précipités du cœur, se faisant sentir avec force jusque dans les artères aorte-ventrale et céliaque, au point que l'on croirait souvent sentir les parois de l'estomac entièrement soulevées par le mouvement de ces vaisseaux. Tous ces symptômes ne se présentent pas toujours réunis chez le même malade, mais la plupart d'entre eux s'y rencontrent constamment.

plus que les parties séro-albumineuses du sang, d'où il résulte bientôt un amaigrissement général, promptement suivi d'une teinte violacée et du refroidissement des extrémités des membres; la respiration est aussi ralentie et gênée, et des crampes douloureuses se font fréquemment sentir.

La troisième période est marquée par un véritable état d'asphyxie. Alors, la face est bleue, cadavéreuse; les battements du cœur se font à peine sentir, le pouls n'est plus appréciable, la gêne de la respiration est encore augmentée, les battements des artères aortes et céliaques ont disparu, les membres sont froids et bleus; il y a encore quelques déjections de matières séro-albumineuses, mais alors sans coliques. Telle est la marche du désordre apporté en peu d'heures dans toutes nos fonctions.

La quatrième période, lorsqu'elle a lieu, est marquée par la réaction, avec tendance à un état de congestion et d'inflammation du cerveau, du poumon et des voies digestives.

Traitement.

Dans la première période, j'ai souvent mis en usage, avec succès, la potion suivante :

Eau distillée de tilleul. . . .	2 onces.
Idem de fleurs d'oranger. . .	2 gros.
Laudanum liquide.	12 à 15 gout.
Sirop d'éther.	1/2 once.
Idem de guimauve.	1 once.

Le tout pris par cuillerées, de dix minutes en dix minutes.

Des demi-lavements faits avec une décoction de têtes de pavot, ou avec addition de 3 à 4 gouttes de laudanum, étaient administrés deux à trois fois par jour ; en même temps, on appliquait 20 à 25 sangsues, tant sur le creux de l'estomac qu'à l'anus : il faut recourir à ce moyen lorsque l'irritation gastro-intestinale a de la prédominance sur les autres lésions, ou bien encore lorsque cette irritation a précédé de plusieurs jours l'état du malade. Si l'agitation est grande, il ne faut pas hésiter à pratiquer une saignée. J'ai employé indifféremment pour boisson, une légère infusion de fleurs de tilleul édulcorée avec le sirop de gomme, et acidulée avec le jus d'un citron, ou bien une tisane de riz gommeuse, et généralement les boissons adoucissantes, au goût du malade.

Dans la deuxième période, j'ai toujours débuté par une copieuse saignée, en raison des forces du sujet. Les sangsues sont mises ensuite si l'irritation des voies digestives prédomine ; souvent je suis revenu, de préférence, à la saignée, et j'ai toujours vu cette seconde opération apporter plus de bien que les sangsues, en diminuant l'anxiété, la pesanteur de tête et la gêne de la respiration. Comme dans la période précédente, j'ai administré des boissons adoucissantes gommeuses, acidulées, prises froides et en petite quantité. Les petits morceaux de glace, comme M. Broussais l'a indiqué, sont aussi d'une utilité incontestable. La potion et les lavements opiacés ou à la tête de pavot, ne doivent pas être négligés: mais surtout calmer l'imagination du malade, le raisonner, lui donner le change sur le caractère de sa maladie, moyens que j'ai toujours employés avec succès, au point que j'ai vu plusieurs personnes, en proie aux symptômes les plus alarmants, se calmer au bout de trois quarts d'heure ou une heure, sous l'influence seule du raisonnement, et les symptômes se dissiper entièrement pour ne plus revenir. Dans cette période comme dans toutes les autres, il est indispensable de laisser deux à trois personnes intelligentes auprès des malades, pour les distraire, et ne point les laisser livrés à la faiblesse de leur imagination.

Ici se borne en quelque sorte le traitement dirigé sur les deux fonctions particulièrement troublées; car il est à noter que les phénomènes morbides qui se développent plus tard sont dus au choc éprouvé par les différents organes restés quelque temps sous l'influence d'une circulation désordonnée et d'une perturbation de l'innervation.

Alors, si le cerveau est menacé de congestion, il faut de nouveau recourir aux saignées. Les applications de sangsues sur le trajet des veines jugulaires, celles des réfrigérents sur la tête, ne doivent pas être négligées; en même temps, on cherchera à opérer une révulsion par des cataplasmes sinapisés appliqués aux membres inférieurs. Lorsque les voies digestives présenteront également des traces d'inflammation occasionée par la même cause, il faudra la combattre par les sangsues et des cataplasmes émollients mis sur le ventre. Quelques modifications peuvent encore devenir nécessaires, mais la prévoyance du médecin appelé saura y suppléer; car, ayant une fois satisfait aux premières conditions, et le désordre occasioné par les accès de frayeur étant calmés, tout redevient soumis à une médication ordinaire.

Dans la troisième période où il y a asphyxie et cessation de la circulation, il est de la plus grande importance de provoquer la réaction, si on ne veut pas voir promptement succomber le malade; pour y arriver, je n'ai jamais employé d'autres moyens que ceux indiqués pour rappeler à la vie les asphyxiés par submersion, ou pour combattre un état d'ivresse apoplectique avec refroidissement des membres et cessation apparente de la circulation.

Frictionner la colonne vertébrale et la région du cœur avec des liniments excitants; réveiller la sensibilité nerveuse et les mouvements du cœur par tous les moyens connus; réchauffer les membres, etc., recourir aux émissions sanguines lorsqu'il y a possibilité d'obtenir du sang, soit par la saignée ou par les sangsues; stimuler d'un côté et désengorger de l'autre, pour arriver à une réaction franche; une fois celle-ci obtenue, on peut sans crainte tirer du sang, comme dans la période précédente. Les boissons doivent toujours être données en petite quantité et ramenées insensiblement de la température froide à une chaleur douce, afin d'éviter de glacer l'estomac, et de contribuer par ce moyen à la détermination d'une congestion cérébrale. Quelques cuillerées d'eau de Seltz ajoutées aux boissons adoucissantes, ont aussi paru contribuer à arrêter des vomissements et des envies de vomir fatigants. L'état du cerveau, dans cette période, m'a empêché de recourir aux narcotiques, ce qui m'a fait donner la préférence au diascordium ajouté dans les lavements pour arrêter le dévoiement.

Tels sont à peu près les moyens que j'ai employés dans cet état alarmant. Comme ils ont été décrits par la plupart des médecins qui ont traité les asphyxies, je m'abstiendrai d'entrer dans de plus longs détails, d'autant plus qu'une fois arrivé à ce point de guérison, la médication devient facile pour tout homme de l'art; ce qui m'a fait dire à plusieurs de mes confrères: arrêtez les fâcheux effets des accès de frayeur, et faites la médecine comme vous la faisiez avant.

Traitement préservatif.

Il consiste à éviter de s'occuper du choléra: si par accident on était conduit à y penser, il faudrait s'en distraire par des occupations soutenues ou par des plaisirs pris avec réserve. Vivre comme on a toujours eu habitude de le faire (bien entendu sans excès), seulement éviter les aliments et les boissons qui, en autre temps, dérangeaient; si une épidémie de maladie des voies digestives survenait, il faudrait se rappeler qu'en tous temps ces sortes de lésions ont occasioné des coliques, des vomissements et du dévoiement, et que pour cela on n'avait pas le choléra.

Pour appliquer ce traitement en général, il faudrait obtenir des journalistes et des médecins, de ne plus parler de cette maladie, si ce n'est pour la faire envisager sous son véritable point de vue. Je crois qu'on pourrait arriver à ce but en très peu de temps, si messieurs les préfets voulaient en faire la prière pour cause d'humanité.

Maintenant que j'ai avancé avec confiance que le choléra épidémique n'était rien autre chose qu'une épidémie d'irritation gastro-intestinale, à laquelle vient se joindre le trouble de l'innervation et de la circulation, occasioné par des accès de frayeur, je dois m'attendre à de nombreuses objections.

Je vais d'abord répondre à celles qui m'ont été faites: on me dit que les enfants ont eu le choléra, et que certainement ils n'en sont pas effrayés. J'en ai cherché qui eussent cette maladie; on m'en a bien fait voir qu'on disait en être atteints, mais chez lesquels je n'ai trouvé qu'une violente irritation des voies digestives, compliquée de congestion cérébrale et de convulsions.

Quel est le praticien qui n'a pas eu occasion de

voir, dans sa celientlle, des enfants bien portants le matin (à un peu d'échauffement de dentition près), être pris tout-à-coup de vomissements, de convulsions et mourir en six ou huit heures de temps? Certes, il y a un an ou deux, il ne serait venu à l'idée de personne d'appeler cette maladie le choléra. Je suis convaincu que ceux de mes confrères qui voudront examiner cet état maladif sans prévention, n'y verront, comme moi, que de l'irritation avec congestion cérébrale, etc.

On me dit aussi avoir vu des cholériques qui n'avaient pas la moindre frayeur. Je répondrai à cette objection, que les uns dissimulaient par amour-propre, et que les autres n'avaient pas le choléra; tel par exemple qui disait ne rien craindre, convenait, après sa guérison, avoir été fortement alarmé; tant il est vrai qu'il est un sentiment de conservation auquel l'homme cherche vainement à se soustraire; d'autres n'avaient simplement qu'une *gastro-entérite* avec vomissement et dévoiement, qu'on a mal à propos appelée cholérine ou choléra, en raison de sa gravité.

On se demandera peut-être encore comment le premier cholérique s'est trouvé à Paris. Suivant les recherches que j'ai faites, le voici : dès les premiers jours de mars, Paris et ses environs ont été soumis à l'influence d'une épidémie de gastro-entérite. Pendant quelques jours cette maladie fit peu de progrès; mais vers la fin du mois, trois à quatre individus portant depuis long-temps une gastro-entérite chronique, furent pris d'une nouvelle irritation des organes déjà malades, ce qui constitua une gastro-entérite chronique surexcitée, maladie toujours grave et souvent mortelle en peu d'heures; c'est à cette affection qu'on a appliqué le nom de choléra, mot fatal auquel nous devons tous nos malheurs! C'est lui qui a changé notre inquiétude en accès de frayeur cholérique, et dont les effets ont été d'autant plus rapides, que depuis dix mois on s'occupait des dangers de ce fléau, et que l'épidémie de gastro-entérite atteignit beaucoup de monde. Elle frappa plus particulièrement les hommes sujets aux douleurs d'entrailles d'abord; mais plus tard, lorsque le nombre des victimes s'accrut et que toutes les conversations ne roulèrent plus que sur la maladie régnante, en même temps que la plupart des rues furent exposées à des promenades de chars funèbres, des accès de frayeur seuls occasionèrent le désordre cholérique; ce qui fait qu'on a quelquefois rencontré cette affection sans lésion des voies digestives.

Que chacun se rappelle ce qu'il a éprouvé par l'effet de la peur occasionée par une détonation inattendue, ou par toute autre cause, cette émotion n'a-t-elle pas souvent suffi pour agiter toutes les parties du corps, faire battre violemment le cœur, produire la défaillance, une syncope, etc.

Hé bien! supposez que ce désordre dure huit à

BIBLIOTHÈQUE NATIONALE R.F.

dix heures, et vous aurez tous les traits caractéristiques du choléra.

Dans le premier cas, le trouble cesse promptement, parce que le danger s'éloigne et qu'on l'apprécie; mais dans le second, plus la souffrance augmente, plus on a de raison pour redouter le danger d'un mal qu'on sait être presque toujours mortel.

Du reste, je ne suis pas déjà si éloigné de l'opinion de mes confrères, car n'ont-ils pas tous reconnu que la frayeur était une des plus puissantes causes déterminantes du choléra? Je ne sache pas qu'aucune autre épidémie fût également soumise à l'influence de cette cause; et franchement, je ne conçois pas l'action d'un agent nuisible quelconque, attaquant de préférence les personnes qui ont peur plutôt que celles qui sont calmes; tandis qu'en tenant compte des effets de la peur sur l'action de nos organes, je retrouve tous les symptômes caractéristiques du choléra. — Pour venir à l'appui de tout ce que j'ai avancé, je vais rapporter un exemple frappant de l'effet de la frayeur, agissant comme contagion morale (la seule que j'admette). Le 14 juillet dernier, une femme de trente-trois ans, bien constituée et n'ayant jamais été malade, fut enlevée par la maladie régnante en six à sept heures de temps; dans ses derniers moments, elle était entourée de deux voisines et de son mari; cette mort frappa d'étonnement tous les habitants de la maison. Le lendemain, un des amis du mari, informé de cet accident, fut pris vers les quatre heures du matin de vomissements, de dévoiements, de crampes et de convulsions violentes, etc.; deux heures après, le nouveau veuf, apprenant cette triste nouvelle, fut pris des mêmes symptômes; les deux voisines qui avaient prodigué leurs soins avec courage, et qui jusque-là étaient restées calmes, furent aussi attaquées d'une manière violente; et enfin, un cinquième voisin fut également atteint dans la même journée.

Qui a pu rendre instantanément ces cinq personnes malades? Toutes se portaient bien la veille, plusieurs même le matin encore, et tout-à-coup elles furent prises du même mal. Je n'ai vu chez elles qu'un peu de malaise occasioné par la chaleur; plus l'inquiétude et la frayeur causeés par tout ce qui se passait autour d'elles. On se demande pourquoi certaines contrées en sont exemptes, tandis que d'autres sont soumises à des récrudescences; je pense que cela tient à ce que les premières n'ont point encore éprouvé d'épidémie d'irritation gastro-intestinale, depuis que la crainte du choléra existe en France; et que les secondes ont été soumises à des changements de température apportant du malaise et de la souffrance; ce qui me porte à croire que les dysenteries automnales prendront actuellement, au moins pour la plupart, la teinte cholérique.

pouls très accéléré et déprimé, battements du cœur violents et précipités, langue pâle et froide, ventre tendu dans sa partie supérieure ; on y sent les battements des artères aorte et céliaque avec force; envie de vomir, et vomissements fatigants; dévoiement abondant de matières séro-albumineuses semblables à celles des vomissements; douleurs de reins très violentes, et absence d'urine; crampes insupportables des molets; grande agitation de toutes les parties du corps, etc.

Je pratiquai une saignée de cinq à six palettes, à la suite de laquelle la respiration devint plus libre, et le pouls se releva d'une manière sensible; immédiatement après, je fis appliquer 35 sangsues tant sur le creux de l'estomac qu'à l'anus; lorsqu'elles furent tombées, la malade fut mise dans un bain d'une température un peu élevée; pour boisson je conseillai l'eau froide gommée et acidulée prise en petite quantité; bientôt après on y substitua de petits morceaux de glace. Des cataplasmes de farine de lin furent mis sur le ventre; on donna deux à trois demi-lavements à la tête de pavot; dans la journée une application de cataplasmes sinapisés et chauds fut faite aux pieds. Joint à cela, on encouragea la malade en la dissuadant de l'idée du choléra qui la poursuivait continuellement.

Le soir, amélioration sensible, plus de crampes, le pouls est bien relevé (cent pulsations à la minute), le côté droit est très douloureux, la langue est épaissie, ses bords sont devenus rouges; je désirais revenir à la saignée, mais la malade préféra une application de 25 sangsues sur le point douloureux. Après la chute de ces sangsues, on fit saigner leurs piqûres à l'aide de cataplasmes de farine de lin. Continuation de la même boisson prise à la température de l'appartement, et potion calmante ainsi qu'il suit :

℞ Eau distillée de tilleul. . . .	℥ij.
— de fleurs d'oranger. . .	ʒij.
Laudanum liquide.	xij gouttes.
Sirop d'éther.	ʒiij.
— de guimauve.	℥j.

A prendre par cuillerée, de dix minutes en dix minutes.

Le 4, au matin, le mieux se soutient, les douleurs sont disparues, les vomissements et le dévoiement ont cessé, il reste un peu de douleur de tête avec un léger état de stupeur : quinze sangsues sont appliquées sur le trajet des jugulaires; continuation du traitement de la veille, excepté la potion. Sinapismes rendus plus actifs; à midi et le soir le mieux se soutient. Suspension des sinapismes; le 5 au matin, même état que la veille au soir: continuation des mêmes moyens; la journée est orageuse; le soir état de somnolence, la malade s'éveille difficilement pour retomber aussitôt assoupie; application réfrigérente sur la tête, sinapismes aux pieds, trente sangsues sur le trajet des veines jugulaires. Le 6, amélioration des plus marquées, tous les symptômes inquiétants sont dissipés : boisson gommeuse légèrement acidulée et un demi-lavement émollient dans la journée. Le 7, continuation : eau de riz gommée ; le 8, le mieux est de plus en plus satisfaisant : boisson de riz continuée, avec addition d'une petite bouillie de riz. A dater de ce moment, la malade entra dans une convalescence qui fut belle et prompte ; le 16 du même mois il n'y paraissait plus.

Deuxième observation. Le 17 juillet, à six heures du matin, je fus appelé près de D., garçon de caisse, rue Neuve Saint-Eustache, no 36. Cet homme âgé de 32 ans, d'une forte constitution et généralement bien portant, avait passé une grande partie de la journée précédente à consoler un voisin qui venait de perdre sa femme du choléra. La nuit suivante, livré seul à ses réflexions, l'évènement de la veille se présenta plusieurs fois à son imagination ; lorsque tout à coup, vers les 3 à 4 heures du matin, il se sentit des coliques. Alarmé par ce symptôme, il se crut aussitôt en proie au choléra ; bientôt après, les douleurs furent suivies de vomissements, de dévoiement et de crampes ; à 7 heures, me trouvant près de lui, je remarquai l'état suivant : face plombée et alongée, tête douloureuse, œil effrayé, respiration profonde plus lente que dans l'état de santé, voix altérée, pouls accéléré et plein, battements violents du cœur, langue pâle, soif ardente, région épigastrique tendue, non douloureuse; on y sent les artères aorte et opisto-gastrique battre avec force; déjection et vomissements très fréquents d'abondantes matières séro-albumineuses; crampes des mollets et plus particulièrement de la cuisse droite; grande agitation et convulsions.

Je m'empressai de pratiquer une saignée de cinq à six palettes; dix-huit sangsues furent appliquées immédiatement après à l'anus. Boisson froide acidulée, petits morceaux de glace de temps en temps; potion calmante comme dans l'observation précédente; demi-lavement à la tête de pavot; cataplasme de farine de lin sur le ventre. A midi, l'état du malade est amélioré, il y a encore de l'agitation et quelques déjections, plus de crampes.

Le soir l'agitation a augmenté, les battements du cœur sont revenus avec force, les déjections et les envies de vomir sont plus fréquentes, et les douleurs de tête sont aussi augmentées; nouvelle saignée de cinq palettes, cataplasmes chauds et sinapisés aux pieds. Le 18 au matin, il y a rémission complète des symptômes allarmants, le pouls est encore accéléré, mou et large, grand accablement, langue épaissie et rouge sur ses bords, soif diminuée: pour boisson, eau de riz édulcorée avec le sirop de gomme, cataplasmes émollients sur le ventre, un demi-lavement de son, matin et soir. Le 19, continuation du mieux: boisson gommeuse, bouillon de poulet. Le 20, convalescence : je permets un petit bouillon; peu de jours après, le malade est entièrement rétabli.

Troisième observation. Le 7 avril, vers deux heures de l'après-midi, je fus donner mes soins à la veuve Masson, portière, rue de l'Echiquier, n° 39. Cette femme, âgée de trente-cinq ans, d'une très forte constitution, s'était toujours bien portée ; après avoir beaucoup fatigué dans la matinée, elle s'était occupée à laver ensuite à l'eau froide ; quelques heures après ce travail, elle ressentit des frissons et de l'embarras vers l'estomac, ce qui lui fit penser que son déjeuner ne passait pas ; pour en faciliter la digestion, elle prit un grand verre d'absinthe et une heure après cette imprudence, elle fut prise d'envie de vomir, de coliques et de dévoiement. Comme le mari de cette femme était mort du choléra, elle crut qu'elle mourrait aussi de cette maladie, ce qu'elle répétait à chaque instant.

Je ne vis dans cet état qu'une légère irritation de l'estomac, et sur-tout beaucoup de désordre moral. J'engageai la malade à se calmer, à faire usage d'une tisane de riz gommeuse et de quelques demi-lavements à la tête de pavot.

Quatre heures après, on vint me chercher en toute hâte, disant qu'elle était à la mort. Effectivement je la trouvai dans l'état suivant :

Face bleue cadavéreuse avec arborisation veineuse, yeux excavés, nez effilé, voix cassée, pouls ne se faisant plus sentir, respiration étouffée, ventre aplati non douloureux, langue froide, large et pâle, soif ardente, vomissement et devoiement continuels, la quantité de matières sero-albumineuses est étonnante, membres froids et violacés, amaigrissement effrayant.

Prescription : application de cataplasmes très chauds et sinapisés aux cuisses ; les pieds, les jambes, les mains et les avant-bras sont enveloppés avec des bandes de flanelle neuve trempées dans de l'huile d'amandes douces, bien chaudes ; la chaleur en est entretenue à l'aide de fers à repasser promenés sur ces parties.

Potion calmante suivante :

Eau distillée de fl. de tilleul. . . .	℥ij.
—— d'oranger.	℥j.
Laudanum liquide.	xij gouttes.
Sirop d'éther.	℥ß.
——de guimauve.	℥j.

Comme cette femme répétait à chaque instant qu'elle allait mourir, qu'elle n'en reviendrait pas, je lui fis prendre tout d'un coup la moitié de la potion, espérant l'étourdir un peu ; je cherchai en même temps à traiter le moral, en reportant les idées de la malade sur des sujets agréables.

Je fis frictionner la région du cœur et la colonne vertébrale avec un liniment ammoniacal.

A huit heures du soir, il y avait du mieux ; les membres étaient moins froids et les battements des artères temporales se faisaient sentir ; j'encourageai les personnes présentes à continuer les moyens déjà employés : on donnait le moins possible à boire quoiqu'il en fût souvent réclamé ; un peu d'eau acidulée était la seule boisson mise en usage. A dix heures le pouls se fait sentir faible et précipité, le calme renaît, elle ne parle plus de mourir. La soif et l'étouffement sont les seules choses dont elle se plaigne.

Continuation des mêmes moyens. Cataplasmes sinapisés descendus aux jambes qui sont un peu réchauffées. A minuit, le mieux est encore plus sensible. Comme la malade se trouvait bien soulagée, ce qu'elle attribuait à sa potion, elle prit d'une seule fois le reste, espérant se guérir entièrement. A deux heures du matin on vint m'appeler de nouveau : arrivé près d'elle, je la trouvai assoupie, les yeux abattus et se fermant involontairement ; plus de vomissement ni de dévoiement, mais des crampes violentes se font sentir dans les muscles des avant-bras et des mains, les doigts sont contractés et rapprochés involontairement les uns des autres. Cet état survenu après six heures de calme me surprit ; m'étant aperçu que la potion avait été entièrement prise, et voyant des crampes semblables à celles qu'on rencontre ordinairement dans le narcotisme, je me demandai si douze gouttes de laudanum avaient pu causer cet état ? En autre temps j'aurais eu peine à croire qu'une aussi faible dose d'opium pût produire un tel effet ; mais en tenant compte de l'état de la membrane muqueuse de l'estomac et des intestins, pour ainsi dire mise à nu, je ne vis point que la chose fût impossible, ce qui m'engagea à employer aussitôt une demi-tasse de café prise en deux fois ; au bout d'une heure les crampes avaient cessé, le calme revint aussi ; les membres étaient encore froids, mais le pouls s'etait relevé. A six heures du matin, état suivant : pouls serré, cent dix pulsations à la minute, langue sèche et rouge, envies de vomir fréquentes, la partie supérieure du ventre est très tendue, douloureuse et brûlante, *gastrite bien caractérisée*, quarante-six sangsues sont appliquées sur la région épigastrique ; on les fait saigner avec des cataplasmes de farine de lin; lavement à la tête de pavot dans l'intention d'arrêter un reste de dévoiement. Tisane de chiendent prise froide. Le soir il y a du mieux : les membres ont repris de la chaleur, le pouls est toujours accéléré, le ventre est moins dur, le dévoiement continue. Quinze sangsues sont appliquées à l'anus. Le 9 au matin, la nuit a été assez bonne ; il y a encore de la sécheresse de la bouche et de la langue, avec vomissements de matières verdâtres. J'apprends qu'on a augmenté la quantité de boisson. Région épigastrique tendue, douloureuse : vingt-cinq sangsues sur cette partie et cataplasmes comme la veille.

Le 10, mieux sensible : je permets un peu d'eau panée ; les cataplasmes sur le ventre sont ontinués.

Le 11, le ventre est plus douloureux, le dévoiement est revenu. Quinze sangsues à l'anus.

Le 12, ventre souple, il y a encore un peu de dévoiement. Même boisson, plus un peu de gelée de poulet.

Le 13, le mieux se soutient, il y a encore de la chaleur. Bain tiède, une petite bouillie de riz.

Le 14 et 15, continuation : on augmente les aliments.

Le 19, la malade, quoique très faible, part dans une petite voiture particulière pour son pays (Orléans). J'apprends qu'elle est arrivée à bon port, mais d'une chétive santé.

Cette femme resta faible avec des voies digestives très irritables. Les battements de l'artère opisto-gastrique et de l'aorte ventrale, se font sentir par intervalle, le pouls conserve une fréquence au-delà du rhythme naturel ; de temps en temps des fusées de chaleur parcourent le trajet des vaisseaux, ce qui me fit soupçonner une angéite

Réflexion. Chacun reconnaîtra facilement que deux imprudences successives ont occasioné une irritation de l'estomac, à laquelle est venue se joindre l'idée des dangers du choléra. Jusque-là j'avais bien aperçu le désordre de l'innervation, mais je n'avais pas songé à celui de la circulation ; aussi dirigeai-je tout mon traitement sur l'action du système nerveux, et sur l'état des voies digestives : de là l'insuffisance d'une médication qui n'empêcha pas que cette malade ne fût conduite en peu d'heures à deux doigt de sa perte. Fort heureusement j'obtins la réaction ; mais une disposition inflammatoire des vaisseaux et des voies digestives persista long-temps. Dans le premier moment, j'étais disposé à penser que cet état pouvait bien être dû au café que j'avais été obligé d'administrer, mais trois autres malades qui n'en ont point pris, et qui furent également soumis à une violente réaction se trouvèrent dans le même état ; ce qui me porterait à croire que l'effet de la réaction seul suffit pour produire ce résultat maladif. Cette observation me fit connaître qu'il fallait être sur la réserve dans l'administration des opiacés ; et que dans le début de la maladie, il ne fallait pas se borner à traiter les voies digestives, le système nerveux et le moral, mais encore attaquer directement la circulation. Aussi aujourd'hui je préviens ces inconvénients, en saignant hardiment les personnes fortes ; de cette façon, j'arrête le mal dans son origine, et je n'ai plus la douleur de le voir aggraver mortellement en un instant.

Je pourrais encore joindre à ce mémoire soixante-deux observations recueillies dans les deuxième, troisième et quatrième périodes ; mais comme ce travail m'entraînerait trop loin, je me bornerai à un simple résumé.

Sur soixante-cinq cholériques que j'ai traités, quarante-quatre ont été atteints de l'épidémie gastro-entérite régnante, avec désordre cholérique occasione par la frayeur : quatre ont éprouvé une irritation gastro-intestinale accidentelle, à laquelle il s'est joint aussi de la frayeur, et enfin, dix-sept ont été conduits à un véritable état cholérique par des accès de frayeur seuls.

Soixante sont guéris et cinq sont morts; l'un de ces derniers était âgé de soixante-quinze ans. Après avoir été soustrait aux symptômes du choléra, il mourut huit jours après, d'une apoplexie pulmonaire; plusieurs fluxions de poitrine graves avaient fortement affaibli cet homme long-temps avant.

Une dame âgée de trente-six ans, malade depuis trois mois, succomba à une rechute qui l'emporta en vingt-quatre heures; deux autres, quoique bien portantes avant, furent également enlevées en quelques heures. Lorsque j'arrivai près d'elles, elles étaient dans un état complet d'asphyxie, avec refroidissement et cessation de la circulation; malgré les efforts les plus soutenus, cet état persévéra et les conduisit à la mort en peu d'instants. Un cinquième âgé de quarante-cinq ans, atteignait sa convalescence, lorsqu'en sortant d'un bain, il apprit qu'il venait de perdre le peu de fortune qui lui restait. Cette nouvelle le terrassa, le cerveau se prit, et douze heures après il n'existait plus, quoiqu'ayant tout-à-fait été guéri de tout ce qui caractérisait le choléra.

IMPRIMERIE D'HIPPOLYTE TILLIARD,
RUE DE LA HARPE, N° 88.

BIBLIOTHEQUE NATIONALE IMPÉRIALE

www.ingramcontent.com/pod-product-compliance
Ingram Content Group UK Ltd.
Pitfield, Milton Keynes, MK11 3LW, UK
UKHW021205230726
13926UKWH00001B/312